ÉTUDE CLINIQUE

SUR

LA MÉTRORRHÉE SÉREUSE

DES FEMMES ENCEINTES

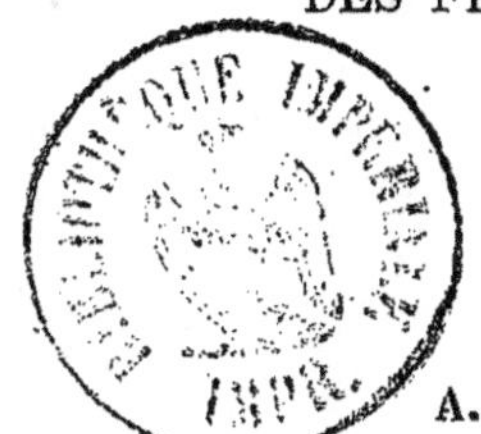

PAR

A. BOUCHACOURT

Professeur d'accouchements à l'Ecole de médecine
de Lyon.

PARIS	LYON
F. SAVY, LIBRAIRE,	**J.-P. MÉGRET, LIBRAIRE,**
Rue Hautefeuille, 24.	Quai de l'Hôpital, 57.

MARS 1868

ÉTUDE CLINIQUE

SUR

LA MÉTRORRHÉE SÉREUSE

DES FEMMES ENCEINTES

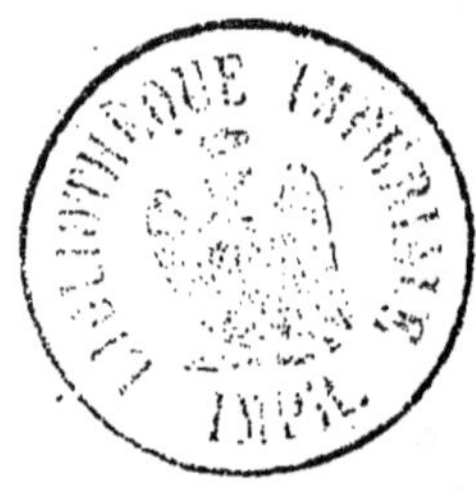

Je n'ai pas le dessein de reprendre dans cette note l'histoire générale d'une maladie sur laquelle un certain nombre de travaux a appelé déjà l'attention, depuis la thèse d'Ortlob, qui date de 1696, et celle de Geil, élève de Nœgelé, soutenue en 1822, jusqu'au mémoire très-complet de M. Chassinat, qui a paru en 1858 dans la *Gazette médicale de Paris* (page 454 et suiv.). L'observation que j'ai recueillie à la fin de l'année dernière et que je publie aujourd'hui, offre quelques phénomènes particuliers qui n'ont pas été toujours notés, elle touche à des points étiologiques, contestables, je l'avoue, mais qui réclament de nouvelles recherches. Elle montre surtout (si l'on admet ce qu'elle me paraît démontrer) la puissance médicatrice de la nature agissant avec l'à-propos, la sûreté, et on peut le dire, avec une efficacité capables de décourager le clinicien le plus habile, le thérapeutiste le plus entreprenant (1).

____

(1) Lu à la Société impériale de médecine, séance du 30 décembre 1867.

I.

Observation. — Madame S..., d'origine anglaise, d'une santé délicate, d'un tempérament lymphatique et d'une grande susceptibilité nerveuse, a été réglée à 13 ans, assez facilement, et mariée à 20. Âgée aujourd'hui de 32 ans, elle a eu dans l'espace de onze ans trois couches et trois avortements. La grossesse pour laquelle je fus appelé à lui donner des soins, vers le milieu de mai dernier, datait du mois de mars, et devait à ce compte aller jusqu'au milieu de novembre, si aucun accident ne venait en interrompre le cours. Je n'étais pas sans inquiétude sur la possibilité de sa prolongation régulière, quand j'apprenais qu'au début de son mariage Mme S... s'était blessée une première fois à six semaines, qu'elle avait eu il est vrai et successivement trois enfants à terme, mais venus au monde si rapidement que deux fois l'accoucheur n'avait pu arriver à temps pour les recevoir.

Après cette troisième couche la matrice resta fort basse, et conserva au col un engorgement avec rougeur, excoriations et granulations qui nécessita un traitement de plusieurs mois par les cautérisations, les injections, les bains de siége froids, le repos et les toniques. Deux grossesses venues trop vite, après ce traitement, amenèrent l'une des vomissements, des accidents hémoptoïques et une toux que rien ne put arrêter et qui se termina en Angleterre par un avortement à trois mois ; l'autre avec moins de malaises eut le même résultat à Lyon, en 1863, et laissa la malade très-faible, souffrant encore de l'utérus et fort découragée. J'ajouterai pour compléter ce tableau pathologique que Mme S..., peu de temps avant son mariage, avait dû consulter le médecin de sa famille pour une tumeur du bas-ventre grosse comme une petite orange et qui fut reconnue être un kyste de l'ovaire droit.

Cette tumeur augmenta peu à peu de volume, sans arriver cependant à gêner la marche et à empêcher le développement des trois grossesses qui arrivèrent à terme. Elle resta parfaitement indolente ; au bout de treize ans d'existence elle ne dépassait pas, en 1865, le volume d'une grosse orange, et semblait même alors à peu près stationnaire. Toutefois elle augmenta plus rapidement de 1865 à 1867, s'élevait du côté du foie dont elle atteignait presque la face concave, lorsque nous vîmes la malade en consultation avec MM. Valette et Teissier, le 4 juin de cette année. Je dirai tout à l'heure à l'occasion de quels accidents cette réunion fut provoquée.

Toujours est-il que la troisième fausse-couche put déjà s'expliquer en partie par la pression exercée sur la paroi abdominale et l'utérus par la tumeur ovarique, en partie aussi par la persistance et l'exagération de l'abaissement utérin que les habitudes actives de la malade qui se donnait beaucoup de mouvement dans son intérieur, et faisait d'assez longues promenades, sans préjudice de quelques voyages, n'avaient pu permettre de guérir complètement. Une septième grossesse survint vers le mois de mars dernier, un peu moins de deux ans après le dernier avortement, au milieu de ces éléments pathologiques déjà trop longuement énumérés, et avec une santé générale fort ébranlée ; je n'ai pas besoin de dire que dès l'abord le pronostic me parut sinon grave au moins sérieux et que je dus recommander la plus grande attention à éviter la marche prolongée et les moindres fatigues; j'insistai sur le meilleur régime, et l'emploi des amers et de quelques anti-spasmodiques; la malade supportant très-mal le fer habituellement, sous toutes les formes, ne put suivre le conseil donné à plusieurs reprises par d'autres médecins et par moi-même, de se mettre à l'usage de quelques préparations ferrugineuses.

Dans le courant de mai Mme S... réclama mes conseils très-rarement, continua sa vie accoutumée, évitant cette fois un peu plus la fatigue, gardant par intervalle la chaise longue, dormant et souffrant peu ; elle n'eut guère de malaises gastriques et toussa rarement. Les choses en étaient là vers la fin de mai lorsqu'à la suite d'une course rapide en voiture, au-delà d'un des faubourgs de Lyon, elle eut le soir même quelques coliques utérines, et dans la nuit un peu de perte pour laquelle je fus appelé le lendemain matin ; c'était le 31 mai. La perte fut assez forte, les douleurs augmentèrent, le col paraissait se ramollir, s'entr'ouvrir, l'utérus était fort bas comme toujours. Je retrouvais là les symptômes observés au mois de mai 1865 et j'avoue que je considérais l'avortement comme imminent. Le laudanum en lavement et en potion, les applications froides sur la vulve et l'hypogastre, l'introduction de quelques morceaux de glace dans le vagin, le repos horizontal absolu finirent par triompher de ces accidents et le 4 au matin l'hémorrhagie et les douleurs étaient complètement arrêtées. Mais le pouls était faible, la dépression générale si grande, il y avait de telles angoisses et une tendance si prononcée à la syncope et au spasme, que cette fois ce ne fut plus seulement pour la continuation de la grossesse que j'eus des craintes, mais autant au moins pour la vie de la malade. Je demandai une consultation pour le jour même, et le soir MM. Teissier et Valette voulurent bien répondre à mon appel. La question de l'avortement artifi-ciel dut être posée et devint le sujet d'une sérieuse délibé-ration. On conclut à l'expectation de ce côté ; il y avait en-core un peu d'écoulement sanguin, pas de vomissements, pas de douleurs vives, on insista sur l'usage des toniques : vin d'Espagne au quina, bouillon froid, glace, toujours le repos et les opiacés.

La perte s'arrêta complètement dans la nuit, mais les forces ne revenaient pas ; le pouls était d'une fréquence extrême, entre 110 à 120, petit, presque filiforme ; la ma-lade, dont j'admirais habituellement le courage et le sang-froid, s'émut et se crut réellement en danger. Le 5 il n'y avait pas une goutte de sang à la vulve, mais l'état général ne s'améliorait pas ; le 6 à midi, Mme S... s'aperçut qu'elle perdait de nouveau, c'était de l'eau nullement sangui-nolente qui mouilla abondamment les draps placés comme alèzes et continua de couler jusqu'au soir pour reparaître le lendemain à 8 heures du matin, et couler de nouveau jus-qu'à la nuit. Cette persistance de l'hydrorrhée à revenir chaque jour, avec suppression à peu près complète la nuit, ne cessa plus dès-lors jusqu'à la fin de la grossesse, c'est-à-dire jusqu'au 18 novembre au matin. Cette intermittence s'accentua pendant six mois et quelques jours sans que rien ait pu ni la faire cesser, ni même l'atténuer. Pendant la nuit pas de traces de perte, vers le matin la malade d'ordinaire éprouvait le besoin d'uriner auquel elle satisfaisait réguliè-rement avec une certaine lenteur, mais vidait complètement sa vessie. Pendant le jour elle n'urinait pas une seule fois, et n'éprouvait un nouveau besoin que le soir assez tard, et régulièrement une autre fois dans la nuit. Je m'assurai par le cathétérisme que l'urèthre était parfaitement perméable, et qu'il n'y avait pas de rétention d'urine, ni de miction par regorgement. J'aurais voulu obtenir à des intervalles éloignés une constatation plus complète de cette évacuation. La malade s'inquiéta et se fatigua de ces recherches, et finit par s'y opposer formellement ; je dus ne pas insister, la palpation hypogastrique ne m'ayant d'ailleurs révélé aucune dilatation anormale de la vessie.

Pendant ce temps l'utérus s'était développé et avait suivi régulièrement sa marche ascendante au-dessus du pubis, se rapprochant de l'ombilic, mais s'inclinant d'abord à gauche, refoulé de ce côté par la pression du kyste de l'ovaire. Ce dernier finit par se déplacer en haut et à droite, en se bilobant pour ainsi dire, l'une des poches restant dans le flanc droit, l'autre gagnant la région lombaire dans laquelle elle semblait s'enfoncer.

Pendant ce temps aussi les mouvements fœtaux se prononcèrent, les bruits du cœur, le souffle placentaire devinrent nettement perceptibles à l'auscultation, l'utérus était à deux travers de doigt au-dessus de l'ombilic, les six mois de grossesse étaient accomplis, nous n'avions plus de doute sur son existence, si nous en concevions encore sur la possibilité, ou du moins sur la certitude de sa prolongation.

Je passe rapidement sur le traitement suivi, et qui fut des plus simples : continuation des amers, sirop, vin de quina, vin de Bugeaud, quelques antispasmodiques, valériane, valérianate de quinine, de salicine, légers laxatifs, soit par la bouche, soit en lavement, excellente alimentation et constante aération, pendant les chaleurs de l'été, de la pièce dans laquelle Mme S... garda avec une constance digne du résultat qu'elle finit par obtenir, le repos horizontal le plus absolu, soit au lit, soit sur un canapé, véritable lit de rechange, où elle passait dans la même position les heures les plus chaudes de la journée.

Le liquide rendu fut examiné avec soin à plusieurs reprises, soit au point de vue de sa quantité, soit sous le rapport de sa qualité. J'en fis recueillir au moyen d'une éponge parfaitement sèche, placée à l'orifice vulvaire, on pesa plusieurs fois les alèzes d'abord sèches, puis humides et j'arrivai par ces divers procédés à évaluer de 4 à 600 grammes dans le jour, la quantité de liquide, qui variait entre 40 et 50 grammes par heure, en moyenne 500 grammes par jour.

Je priai M. Ferrand de l'étudier chimiquement ; il y constata, par plusieurs analyses qui jetèrent d'abord de la perturbation dans nos appréciations, de l'albuminose plutôt que de l'albumine, plusieurs sels alcalins, et particulièrement des phosphates, des carbonates et des traces d'urée avec transformation ammoniacale. La réaction de ce liquide fut constamment alcaline, et bien que M. Ferrand parût disposé à le considérer comme de provenance ou de nature urinaire, il ne me dissimula pas l'anomalie de composition à laquelle il arriva dans ces différentes constatations.

Bien que la sensation de l'écoulement par l'orifice du col l'absence plusieurs fois vérifiée de fistule urétro ou vésico-vaginale, et du plus léger dépôt de sels urinaires soit à l'orifice vulvaire, soit à la surface du vagin, soit à l'ouverture du col, n'aient pas dû me laisser de doute sur la source du liquide, j'avoue que j'ai regretté de ne pouvoir compléter mes investigations et m'ôter toute incertitude sur l'absence d'un mélange urinaire avec le produit plusieurs fois examiné. Il avait une teinte louche légèrement opaline, et rien de cette coloration citrine plus ou moins foncée, particulière à l'urine ; plusieurs fois cependant il présenta une odeur légèrement urineuse. L'extrême répugnance de la malade à se prêter à de plus complètes études, et la crainte où j'étais toujours de favoriser le réveil des contractions utérines qu'à tout prix je voulais éviter, expliqueront tout naturellement pourquoi je n'insistai pas davantage sur de nouvelles explorations.

Rien de plus simple que la marche des derniers temps de la grossesse, rien de plus facile que l'accouchement qui arriva le 18 novembre, à 5 heures du matin, deux jours plus tard que la date fixée depuis longtemps par la malade.

Dans la journée du 17 quelques faibles et fugitives douleurs commencèrent à se faire sentir, dans la soirée elles prirent plus de consistance et se caractérisèrent davantage. Le col était plus mou et commençait à s'entr'ouvrir ; cette fois l'écoulement aqueux au lieu de s'arrêter le soir dura toute la nuit. A 4 heures du matin la dilatation était fort avancée, à 5 heures l'accouchement se terminait en première position du vertex, le mouvement de rotation de la tête étant incomplètement achevé.

Rien de particulier à noter sur la marche de ce travail, si ce n'est que tardivement il se forma une poche des eaux bien caractérisée que je dus rompre artificiellement trois minutes avant la dernière douleur. Les membranes étaient assez fermes et résistantes, il s'écoula à peine 80 grammes de liquide, et une fois la tête dégagée le reste de l'accouchement se fit à sec, mais très-rapidement ; au bout d'un quart d'heure j'amenai le placenta sans la moindre difficulté.

L'enfant, du sexe masculin, pèse 3 kilos 500 grammes. Il est d'une belle venue et présente tous les caractères d'un fœtus à terme avec ceux de la viabilité. Il avait autour du cou deux circulaires de cordon que j'ai facilement dégagés, et présentait à peine quelques traces d'enduit sébacé. Le cordon ombilical de moyenne grosseur, plutôt un peu mince, a 80 centim. de longueur. Il était fort intéressant d'examiner avec soin l'état du placenta, c'est ce qui a été fait immédiatement et vérifié plus tard. Son volume paraît ordinaire, son poids est de 450 grammes, l'insertion du cordon se fait à 4 centimètres de l'un de ses bords. Il est donc presque en raquette, suivant l'expression consacrée. Sa longueur est de 20 centimètres, sa largeur de 16 à 17 ; il ne présente rien de particulier sur sa face utérine. Les vaisseaux ramifiés à sa face amniotique ou fœtale sont très-saillants, gorgés de sang, ce qui tient probablement à ce que deux ligatures ont été posées et serrées avant la section du cordon, l'une du côté de l'enfant, l'autre vers le gâteau placentaire dont les vaisseaux sont nécessairement restés turgescents.

Sur le bord du placenta, à cinq ou six centimètres et dans le sens du lieu d'insertion du cordon, se voit un caillot fibrineux, un peu aplati, du volume d'un œuf de pigeon, soulevant les membranes, à la face externe desquelles il adhère très-près de la partie marginale du placenta. Ce caillot très-élastique, d'un gris jaunâtre, non complètement décoloré, est évidemment ancien. On voit tout autour les membranes épaissies, recouvertes par places de dépôts fibrineux analogues par la couleur et la consistance à ce caillot, mais de beaucoup plus petit volume. On trouve dans ce point, à 6 centimètres environ de l'émergence du cordon, une perforation parfaitement arrondie, du diamètre d'une grosse plume d'oie et faisant communiquer la cavité amniotique avec l'extérieur. Cette ouverture, véritable fistule, dont les bords sont plus épais que les points voisins des mêmes membranes, est entourée vers la face externe des membranes des dépôts fibrineux plus haut signalés. L'un d'eux, particulièrement, se présente sous forme d'un petit corps flottant en manière de soupape très-mobile, et retenu assez solidement par un point de sa circonférence dans le voisinage immédiat de la solution de continuité.

Enfin sur divers points du placenta on aperçoit par transparence des plaques jaunâtres, d'épaisseur et d'étendue variables, indices d'épanchements intra ou péri-placentaires plus ou moins anciens.

Les suites de couches, qui ont été l'objet de toute mon attention et des soins les plus particuliers, ont été fort heureuses. La malade a pris immédiatement quelques cuillerées d'une potion avec la teinture de cannelle et 15 gouttes de laudanum de Sydenham. Des frictions faites sur l'abdomen au niveau de l'utérus amenèrent et favorisèrent le retrait de l'organe. On donna de l'eau vineuse, un peu de bouillon ; la journée se passa très-bien, avec un peu de sommeil, une perte sanguine très-modérée et de faibles tranchées ; aucun écoulement de sérosité analogue à celui qui se produisait jusqu'à présent ne vint se mêler aux lochies. La malade a uriné spontanément, quoiqu'un peu lente-

ment six ou sept heures après l'accouchement. Le soir,
l'utérus bien revenu sur lui-même était à un bon travers
de doigt au-dessous de l'ombilic et médian. Le pouls reste
comme le matin à 72.

Le 19, la nuit qui a été bonne fait espérer une bonne
journée. Les tranchées sont moindres encore que hier, la
perte est normale, le sang convenablement coloré. Le
retrait de l'utérus se maintient. La malade a uriné. Les
kystes de l'ovaire, qui se sont replacés plus en dedans, et
plus bas, sont beaucoup plus faciles à apprécier, leur volume ne paraît pas avoir changé, non plus que leur consistance. Le pouls reste le même, à 72. — Même régime,
deux potages, eau vineuse. La malade est tout étonnée
d'avoir moins soif que dans les derniers temps de sa grossesse.

20. — La nuit a été bonne, mais le ventre est légèrement tendu et sensible ; les lochies toujours assez abondantes ont légèrement pâli et prennent de l'odeur. Les
seins sont un peu plus gonflés et sensibles, le pouls est à
84. Du reste pas de chaleur fébrile à la peau, légère moi-
teur, soif modérée. Même prescription qu'hier. La malade
demande à sucer un peu de poulet, ce qui lui est accordé.

Du 20 au 22, le pouls qui se soutient d'abord descend à
80, puis revient à 72 et même à 70 le 23. La malade a eu
un moment des coliques plus fortes, un sentiment de dé-
faillance, des lochies plus fétides qui ont fait soupçonner
et précédé en effet l'issue d'un caillot du volume d'une
grosse sangsue. Injection de camomille, deux potages,
poulet, eau vineuse. Comme il n'y a pas eu de selle, je
prescris 20 grammes d'huile de ricin qui amena, secondée
par un lavement d'eau de guimauve à laquelle j'avais fait

ajouter une cuillerée à bouche de magnésie calcinée, trois selles abondantes suivies d'un soulagement, d'une détente prononcée. Les urines sont faciles, les lochies sont redevenues sanguinolentes, les seins restent encore assez durs, gonflés et douloureux. L'état général est très-bon, le pouls était à 70 le 24 au matin.

L'enfant va aussi bien que possible, il prend facilement le sein d'une forte nourrice ; depuis le moment de sa naissance il a continué de respirer librement, largement, de crier par intervalle, de dormir comme l'enfant le mieux doué sous le rapport de la vitalité. Nous n'en parlerons plus, par conséquent.

Quant à la mère, bien que l'état général fût de plus en plus satisfaisant, son rétablissement a été cependant long, les forces ont mis beaucoup de temps à revenir ; j'ai fait prendre quelques amers, le vin de Madère au quina, continuer et augmenter l'alimentation tonique. Les premières tentatives pour se lever et marcher, trois semaines après l'accouchement, ont déterminé quelques douleurs lombaires, et ont surtout amené une sensation douloureuse dans la symphyse pubienne, plus particulièrement prononcée pendant les mouvements des cuisses sur le bassin.

Par la palpation hypogastrique et le toucher vaginal on constate que l'utérus a suivi sa marche *rétrogressive normale* ; au bout de cinq semaines il ne reste plus qu'un très-faible écoulement muco-purulent, le col utérin est parfaitement reconstitué et complètement fermé. Il est encore un peu épais, à surface légèrement grenue et sensible à la pression. On sent à peine le segment inférieur, et le fond de la matrice se retrouve encore assez loin derrière le pubis. Les kystes ovariques semblent légèrement augmentés de volume depuis quelques jours; mais si les forces reviennent lentement, la marche de ce retour est essentiellement progressive et n'a pas varié.

Le 21 décembre, jour de ma dernière visite, avant de rédiger cette observation, on peut considérer Mme S... comme entièrement revenue à ses conditions normales de santé.

II

RÉFLEXIONS. — Les accidents éprouvés par la malade qui fait le sujet de cette observation, ont ceci de particulier, au point de vue étiologique, qu'ils manquèrent à ses trois autres grossesses, et ne se développèrent à la suite d'aucun de ses trois avortements. Cette fois ce fut après l'apparition des accidents abortifs que les phénomènes hémorrhagiques et le travail d'expulsion de l'œuf déjà commencé se transformèrent en écoulement séreux. La présence de caillots assez nombreux et de différent volume, leur voisinage de l'ouverture fistuleuse sur laquelle ils ont dû jouer le rôle de soupape, expliquent avec autant de probabilité qu'on peut le supposer, la nature, la succession et la persistance si longtemps continuée de l'écoulement séreux.

Je ne me dissimule pas que le *modus faciendi* de la perforation amniotique ne laisse comme explication beaucoup à désirer. Pourquoi ne pas la mettre sur le compte de la secousse produite par le cahot d'une voiture lancée à grande vitesse qui a déterminé en même temps que l'hémorrhagie, peut-être même avant, un décollement partie

du placenta et des membranes? On peut en être parfaitement sûr, ici aucune tentative n'a été faite du dehors au
dedans pour provoquer l'évacuation de la sérosité renfer-
mée dans la cavité de l'amnios. Il serait curieux de savoir,
(mais ce n'est pas possible, au moins par des aveux), si des
tentatives criminelles pour provoquer l'avortement ont pu
dans quelques cas analogues échouer, après des hémorrha-
gies et la perforation des membranes.

Ne pourrait-on pas dire que la marche si régulièrement
intermittente de l'écoulement qui a présenté le même caractère pendant un aussi longtemps se rattache à la
théorie du syphon et des fontaines intermittentes? Mais je
me borne à poser cette questions, ne voulant pas hasarder
la plus mince hypothèse, j'aime mieux tout simplement
constater le fait. Il est d'ailleurs, à propos de cet écoulement, curieux de signaler l'avantage qui résultait pour la
malade d'une évacuation séreuse régulièrement établie, di-
minuant chaque jour la tension abdominale qui fût devenue
énorme avec un kyste de l'ovaire compliquant une grossesse. La présence de cette tumeur avait déjà inspiré de
justes appréhensions pour le cas possible d'ampliation de
l'utérus résultant d'une gestation, soit à M. Valette, à Lyon,
soit à M. Oldham, accoucheur distingué de Londres, soit à
M. Nélaton, qui fut consulté pour la maladie des ovaires, dans
l'intervalle de la dernière fausse-couche à la grossesse récem-
ment terminée. Lorsque je réunis en consultation MM. Teissier et Valette, au commencement de juin, et une seconde
fois quelque temps après, les craintes exprimées dans la
délibération furent tout naturellement celles de l'extrême
et peut-être insurmontable difficulté de concilier dans la
même cavité séreuse le développement sans doute fort

lent d'un double kyste, et celui de l'utérus à l'état de grossesse, beaucoup plus rapide, et nécessairement ou pour mieux dire fatalement progressif. Il n'était pas possible de se rattacher à la production d'un accident qui aurait fait justice de l'un ou de l'autre de ces habitants du même domicile, réciproquement incommodes. Dès l'instant que la sérosité a commencé à prendre son cours par le col utérin, par le vagin et la vulve, le paroxysme d'un état grave, dont on ne se rendait pas un compte exact, a fait place à un soulagement, à une détente manifeste qui sans rien amener comme solution définitive, a permis en éloignant de plus en plus le danger, à la mère de vivre et à l'enfant de se développer d'une manière normale jusqu'à la fin de son séjour dans l'utérus qui cette fois n'a pas été abrégé.

On trouve dans le *Traité d'accouchements* de M. Joulin (p. 1156), à l'article hydrorrhée, travail le plus récent sur le sujet qui nous occupe, une indication très-complète des hypothèses émises sur la nature et la cause de l'écoulement. Depuis F. de Hilden, Ruysch, Rœderer, etc., qui expliquaient l'hydrorrhée par la rupture d'une hydatide logée entre l'œuf et la paroi utérine, jusqu'à l'opinion de Nœgelé, soutenue en 1822 dans la thèse de Geil, son élève, qui reprenant l'idée de Mauriceau, admettait l'accumulation du liquide entre l'œuf et la paroi utérine, cette opinion, unanimement acceptée aujourd'hui, d'après M. Joulin, trouverait, au dire de M. Basset (thèses de Paris, 1858), une évidente démonstration dans l'observation de Duclos où l'autopsie permit de constater chez une femme morte au sixième mois de sa grossesse, l'existence de deux poches limitées par la surface utérine et les membranes de l'œuf, contenant un liquide ayant la plus grande analogie avec celui de l'amnios. On voyait à côté une surface de 7 à 8 centimètres de diamètre dont la couleur blanchâtre tranchait sur la nuance des parties voisines.

Il existait encore sur ce point un peu de liquide, et la caduque était décollée sur le trajet d'une ligne d'environ 5 centimètres de largeur et qui s'étendait jusqu'au col utérin. Duclos, qui n'avait vu cette malade que peu de jours avant pour une hydrorrhée abondante, ne met pas en doute que la poche affaissée n'ait contenu le liquide dont on constata l'écoulement.

L'examen du placenta et des membranes chez la malade dont je rapporte l'observation est évidemment favorable à l'ancienne opinion de Guillemeau, de Camper et de Stark, qui croyaient à la rupture de l'œuf sur un point plus ou moins élevé de la cavité utérine, opinion reprise de nos jours par Guillemot, Jngleby et Burgess. Ces deux derniers auraient vu dans deux cas la solution de continuité donnant passage au liquide. (JOULIN, op. cit., p. 1157.)

M. Paul Dubois, qui s'est rangé à cette manière de voir, s'appuye sur plusieurs faits analogues et en particulier sur un cas où il observa dans les membranes un trou dont le rebord épaissi donnait à croire qu'il existait depuis un certain temps. Velpeau était disposé lui-même à admettre la théorie de l'éraillure des membranes, sans citer en sa faveur de fait bien probant.

Tout en reconnaissant avec M. Joulin qu'il est difficile après l'accouchement de savoir si les trous qu'on observe sur les membranes ne se sont pas produits sous l'influence du travail, je crois cependant que cette détermination n'est pas impossible ; en s'y prenant avec attention et patience, on est arrivé, je crois, à établir des faits anatomo-

pathologiques d'une démonstration plus difficile encore.
J'espère que la pièce mise sous les yeux de la Société de
médecine et montrée à ma clinique ne laissera pas de doute
dans les esprits ; mais je me hâte de le dire, pourquoi cher-
cher a établir une opinion exclusive? pourquoi ne pas con-
venir que des altérations jusqu'à un certain point différentes peuvent en dernière analyse amener un résultat final
identique, en admettant, ce qui ne doit pas répugner à un
esprit qui a l'habitude de l'observation, une lésion pri-
mitive uniforme, avec des altérations secondaires plus
ou moins simples ou compliquées, mais variées dans
leurs éléments ? Là ce peut être un décollement avec for-
mation d'une poche, là une perforation simple mais éle-
vée bien au-dessus de l'orifice du col, ici une ouverture
bouchée par des caillots faisant l'office d'éponge ou de soupape, comme dans l'observation qu'on vient de lire dans
tous ses détails.

Au résumé, la soudaineté du premier écoulement séreux qui s'est fait jour peu après la menace d'accidents
abortifs, sa continuation prolongée avec une régularité et
des intermittences qui ne se sont pas démenties, sa persistance une fois le travail de l'accouchement commencé,
l'influence heureuse de cet écoulement sur les phénomènes de distension utérine qui semblaient devoir amener
de véritables dangers non seulement pour la continuation
de la grossesse, mais encore pour la vie de la malade un
moment très-sérieusement compromise, tout me semble
réuni pour faire supposer, si on ne l'avait reconnue, l'existence d'une ouverture de communication avec l'intérieur
de la cavité amniotique. Quant à cette ouverture, sa position bien au-dessus de l'orifice supérieur de l'utérus, et sa

communication avec une cavité supplémentaire qui se sera formée peu à peu, expliquent, ce me semble, et la continuité de l'écoulement et les intervalles qui en marquaient en quelque sorte les périodes. Le pourtour de cet orifice est parfaitement régulier, ses bords légèrement épaissis, comme dans le cas cité par M. Dubois. — On ne produit pas comme on veut des ouvertures avec ce caractère. Elle est située juste à 6 centimètres du bord correspondant de la circonférence placentaire. Je ne tiens pas plus à cette explication qu'à toute autre ; je sais très-bien que la théorie de Nœgelé, défendue par Geil, est celle qui a le plus cours aujourd'hui ; je ne la combats pas, je ne cherche pas à lui en substituer une autre qui pourrait facilement être combattue à son tour. Là n'est pas la question : il s'agit tout simplement de constater l'existence d'une ouverture aux membranes de l'œuf, et de savoir si cette perforation a été faite pendant la durée de la grossesse, c'est-à-dire pendant la vie intra-utérine des membranes, ou pendant l'accouchement, ou plus exactement par le travail de la délivrance.

L'observation que j'ai citée nous met sur la voie de recherches intéressantes relatives à plusieurs points de la physiologie de l'œuf chez l'homme et les animaux. Ainsi, la quantité de la sécrétion amniotique, la possibilité de sa reproduction, ont besoin d'être étudiées et déterminées de nouveau.

A l'époque de l'accouchement, dit M. Scanzoni (*Manuel*, trad. franç., p. 17), la quantité de ce liquide varie d'un à deux litres ; il est visqueux, transparent, blanc jaunâtre, ou verdâtre contient de l'eau, de l'albumine, quelques traces de mucus, des matières extractives , des sels, et, d'après quelques auteurs, de l'urée ; ses propriétés physiques et chimiques peuvent être altérées par la sécrétion de la peau du fœtus, par les excrétions du tube intestinal, par les productions épidermiques, ongles, poils, etc.

L'article *amnios* du Dictionnaire encyclopédique des sciences médicales renferme les données les plus récentes, et qui jettent, je crois, un grand jour sur l'étude analytique du liquide amniotique comparée à celle de l'urine.(1)

Sa composition est variable comme sa quantité, suivant les individus et la période de la gestation. Il est d'abord limpide et cristallin, ensuite il perd de sa transparence et acquiert une couleur d'un blanc jaunâtre. Il a une odeur fade et une saveur légèrement salée ; sa réaction est alcaline et il se comporte assez exactement comme du sérum sanguin dilué. Suivant Majewski, il serait plus concentré chez l'homme, dans les premiers temps qu'à la fin de la grossesse, tandis que la relation inverse aurait lieu chez les herbivores. (*De substant quœ liquoris amnii et allant, insunt rationibus.* Dorpat, 1858.) L'eau qui s'écoule au début de l'accouchement contient environ 1 p. 100 de matériaux solides ; la présence de l'albumine est constante ; parfois on trouve de l'urée en quantité notable, 0,42 p. 100 (Majewski), et du sucre de raisin (Cl. Bernard). Les produits de l'excrétion rénale peuvent donc venir se mélanger au liquide amniotique. Les sels alcalins n'offrent rien de spécial.

La présence de l'urée, déjà signalée par Stas dans le liquide amniotique de la vache, a été confirmée par l'ana-

---

(1) *Dict. encyclop. des sciences méd.*, art. *amnios* (tom. III, p. 745), par M. Campana.

lyse de M. Ferrand sur le liquide recueilli chez notre malade, à ce point même qu'il hésita dans les conclusions relatives à la détermination de son origine. Un moment, il était disposé à le rapporter en entier à l'action sécrétoire des reins. J'ai insisté, dans le cours de l'observation, sur les difficultés d'un diagnostic qui pouvait nous conduire à l'oubli ou à l'emploi d'une médication aussi simple qu'elle était importante, je veux parler du cathétérisme.

La métrorrhée séreuse des femmes enceintes est quelquefois grave au point de vue de la continuation de la grossesse, mais assez rarement les malades qui en sont atteintes courent quelque danger, ce qui heureusement est peu en rapport avec cette assertion de Davis (*Obstétric. méd.*, vol. II, p. 904), que l'écoulement continu et lent d'une certaine quantité de liquide aqueux ressemblant au liquide amniotique, pendant plusieurs semaines ou plusieurs mois avant le début du travail, est le plus souvent dangereux et constitue fréquemment une affection fatale de la femme enceinte.

M. Churchill, qui ne partage pas ces craintes, fait remarquer (t. II, p. 711, trad. de Wieland et Dubrisay) que cette opinion ne s'accorde pas avec celle d'autres autorités qui, le plus souvent, ne considèrent pas cette affection comme offrant un caractère grave. M. Chassinat est du même avis que le professeur de Dublin, et rappelle à ce propos la remarque de Camper : en vain, dit cet auteur, des médecins ignorants présagent souvent, d'après ce phénomène, un accouchement prochain ou un avortement, il semble plutôt être un louable effort de la nature pour évacuer les liquides superflus. »

C'est évidemment ce qui est arrivé chez notre malade et ce qu'on ne peut manquer de constater, quel que soit le point de vue auquel on se place pour trouver la théorie de l'écoulement ; le fait pratique, incontestable, ressort trop naturellement des détails de l'observation pour qu'il soit nécessaire d'y insister davantage.

On a vu dans quelques cas cet écoulement séreux ne se montrer qu'une fois ; dans d'autres, reparaître à des intervalles plus éloignés, et ne durer que peu d'instants ; chez plusieurs malades, se prolonger un mois, deux mois, trois mois ; je n'en connais pas où sa durée ait été aussi longue, son caractère intermittent aussi régulier et aussi prononcé : on en a cité où la quantité de liquide avait été plus considérable encore. Stein parle d'une femme qui aurait perdu deux cents litres, en tenant compte des quantités écoulées chaque jour, ou à certains intervalles, ce qui est énorme, mais n'est pas impossible. (Joulin, op. cit.)

Il y aurait, du reste, dans les cas analogues, comme dans tout ce qui se rattache à la pathologie de la grossesse, un double pronostic à porter, celui relatif à la santé de la mère, et celui qui concerne la vie de l'enfant. L'appréciation de ces deux ordres de faits demande une grande attention, une étude souvent répétée de la circulation fœtale, un examen minutieux de l'état du ventre chez la femme enceinte dont le pouls et l'ensemble des forces doivent être fréquemment interrogés.

Ajoutons quelques mots, en terminant, sur ce qui concerne le traitement.

J'avoue que, malgré l'autorité de Nœgelé, je n'aurais dans l'emploi de la saignée qu'une médiocre confiance, à moins qu'il ne s'agisse de combattre les premiers symp-

tômes d'un travail abortif, et encore ne serait-elle indiquée
que dans le cas de métrorrhagie accidentelle, suite d'une
chute, d'une violente secousse, d'un ébranlement considérable, ou se rattachant à des congestions utérines pério-
diques chez certains sujets, dans le cas enfin de prédis-
position exceptionnelle. J'ai préféré, surtout chez une
femme nerveuse et lymphatique en même temps, amaigrie
et affaiblie par des couches, des avortements répétés, et
sous l'influence d'une chloro-anémie déjà ancienne, insister sur le repos horizontal, la glace, les opiacés, les
anti-périodiques, (sulfate et valérianate de quinine et de salicine), s'adressant à quelques accès névralgiques à forme
fébrile, les toniques, puis les laxatifs très-doux (magnésie,
huile de ricin à petites doses de temps en temps), très-
régulièrement des lavements simples. Régime animal, vin
de Bordeaux, excellente aération.

M. le professeur Stoltz, qui examina la malade lors de son
passage à Lyon, au mois de juillet dernier, et qui étudia ce
cas avec un vif intérêt, nous encouragea à persévérer dans
la voie de l'observation attentive et patiente, c'est-à-dire de
l'expectation, nous recommandant de ne rien négliger des
moindres indications très-nettes qui se présenteraient,
et aussi de tout faire pour éviter une intervention trop ac-
tive, brusque ou perturbatrice; l'événement a justifié notre
conduite, si bien étayée d'ailleurs par l'autorité et le pré-
cieux concours de mes colègues, MM. Valette et Teissier.

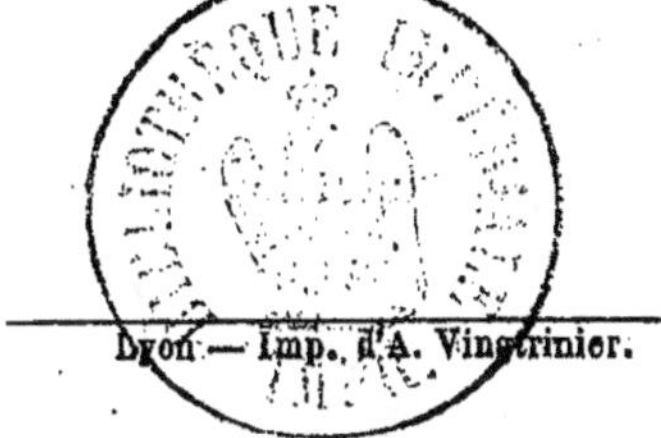

Lyon — Imp. d'A. Vingtrinier.